AF396235

SERVICE DE SANTÉ

DANS LES

SIÈGES DES GRANDES PLACES DE GUERRE

Par E. GAVOY

Médecin principal de 1re classe

(AVEC QUATRE CROQUIS)

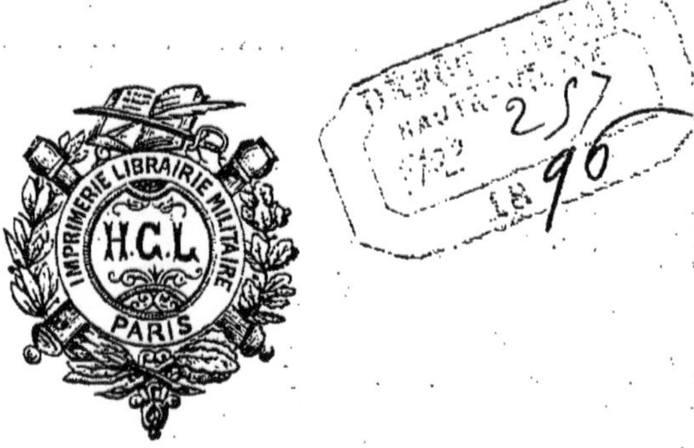

PARIS

HENRI CHARLES-LAVAUZELLE

Éditeur militaire

11, PLACE SAINT-ANDRÉ-DES-ARTS, 11

(Même maison à Limoges.)

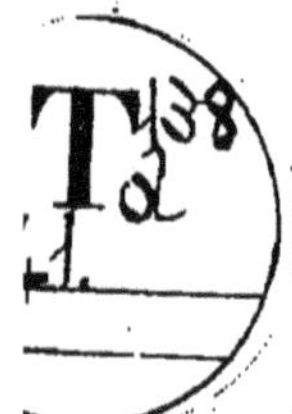

OUVRAGES DU MÊME AUTEUR :

(Henri Charles-Lavauzelle, éditeur)

Manœuvres du service de santé de l'avant dans la prochaine guerre. — Brochure in-8º de 60 pages, avec treize planches en couleurs. . . . . **2 fr. 50**

Rôle du médecin-chef de la division pendant le combat. — Brochure in-8º de 24 pages. **0 fr. 60**

ÉTUDE DE FAITS DE GUERRE. — **Le service de santé militaire en 1870. Hier, aujourd'hui, demain.** — Brochure in-8º de 56 pages, avec cinq plans. . . . . **1 fr. 25**

SOUS PRESSE :

Art militaire et tactique du service de santé en campagne.

SERVICE DE SANTÉ

DANS LES

SIÈGES DES GRANDES PLACES DE GUERRE

ART MILITAIRE

SERVICE DE SANTÉ

DANS LES

SIÈGES DES GRANDES PLACES DE GUERRE

Par M. GAVOY

Médecin principal de 1re classe

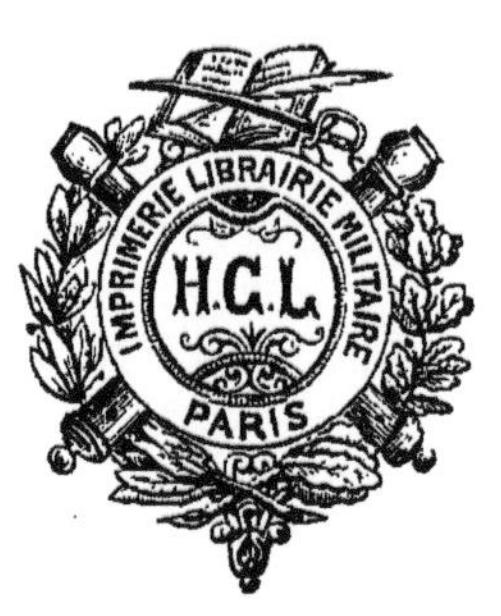

PARIS

HENRI CHARLES-LAVAUZELLE

Éditeur militaire

11, PLACE SAINT-ANDRÉ-DES-ARTS, 11

—

(Même maison à Limoges.)

SERVICE DE SANTÉ

DANS LES

SIÈGES DES GRANDES PLACES DE GUERRE

CHAPITRE UNIQUE

ATTAQUE ET DÉFENSE D'UNE PLACE DE GUERRE

ARTICLE I

Dispositions générales.

L'organisation et le fonctionnement du service de santé dans l'attaque ou dans la défense d'une place de guerre diffèrent essentiellement de la constitution et de l'exécution du service de santé d'un corps d'armée opérant en rase campagne. De même le service de santé d'une place forte assiégée et celui d'une place forte sur la défensive ne sont pas identiques; ils méritent chacun une étude toute spéciale.

Les circonstances et les particularités des opérations de guerre que comportent l'attaque ou la défense d'une grande place forte imposent des conditions spéciales d'organisation et de fonctionnement du service de santé militaire. Le décret du 31 octobre 1892, portant règlement du service de santé de l'armée en campagne, a posé les principes généraux de l'organisation du service de santé dans les sièges.

Divers documents officiels donnent ou prescrivent les bases organiques du service de santé dans l'attaque ou la défense des places, mais les détails d'organisation et de fonctionnement du service suivant les diverses phases de la lutte dans l'attaque ou la défense, sont à déterminer et à préciser pour chacun de ces cas de manière qu'au jour de la déclaration de guerre, le service de santé soit déjà adapté aux opérations prévues dès le temps de paix pour les troupes chargées de l'attaque ou de la défense d'une place forte, quels que soient la situation qu'elles occupent et les événements de guerre qui pourront surgir.

On ne peut adapter l'organisation et le fonctionnement du service de santé aux différentes et multiples opérations de l'attaque ou de la défense d'une place forte qu'après avoir étudié dans tous ses détails la tactique de l'attaque ou de la défense, suivant les diverses phases qui peuvent se développer successivement pendant un siège.

Il convient donc d'examiner succinctement les procédés de l'attaque et ceux de la défense d'une place forte; mais il faut d'abord voir quelle est l'organisation d'une place forte à l'époque actuelle et celle de sa défense.

§ *1. — Organisation des places fortes à l'époque actuelle.*

La guerre de 1870, la longue portée, la force de pénétration et la précision des nouvelles armes; les effectifs considérables des armées actuelles ont eu pour résultat de modifier profondément le système de fortification des grandes places de guerre. Pour tenir à distance les canons à grande portée qui pouvaient bombarder en même temps l'enceinte et les forts qui la flanquaient, pour s'opposer à l'investissement que rendaient possible les effectifs énormes des armées nouvelles, on a été amené à construire à de grandes distances autour de l'enceinte, *ou noyau central,* des forts détachés jouissant d'une grande indépendance tactique. C'est-à-dire que l'on a dû constituer de grandes forteresses à camp retranché ; on les nomme *places de guerre*. Elles sont en *première ligne* ou *en seconde ligne*. — Toutes les places de guerre nouvellement formées sont établies sur ce système ; la plupart des anciennes places ont été modifiées de manière à se rapprocher le plus possible de ces conditions.

Place en première ligne. — Toute place de guerre pouvant être dès la déclaration de guerre exposée par sa situation à une attaque de vive force de la part de l'ennemi est considérée comme en *première ligne*.

Les grandes places de guerre sont aujourd'hui établies à camp retranché. Dès le temps de paix, on étudie la forme du terrain, l'importance stratégique et tactique de certaines positions de combat tant au point de vue de l'attaque que de la défense. Des forts détachés sont construits à plusieurs kilomètres en avant et autour de l'enceinte de la place ; on les relie entre eux par des ouvrages établis sur des positions intermédiaires. On constitue ainsi une *ligne principale de défense*, qui a pour objectif de s'opposer à l'approche de l'ennemi, supposé venir d'une direction déterminée, et d'entraver les tentatives d'investissement de la place.

Le corps de place est entouré d'une enceinte fortifiée ou tout au moins d'ouvrages permettant de la convertir rapidement en une enceinte continue.

Sur la zone des attaques, entre l'enceinte et la ligne principale de défense, on organise une *deuxième ligne de défense*, destinée à appuyer la première et composée d'éléments semblables. Ces travaux ne sont ordinairement exécutés que pendant le siège, lorsque la zone d'attaque sera connue.

A l'intérieur des ouvrages on construit des *magasins aux approvisionnements* pour les munitions de l'artillerie et de l'infanterie de ces ouvrages.

Enfin on établit des *voies de communication;* ce sont généralement des voies ferrées étroites.

Place en seconde ligne. — Lorsque la place est par sa position à l'abri d'une attaque immédiate, le plan de défense prévoit, en outre du camp retranché, l'organisation d'*une défense extérieure.*

On établit une ligne de défense extérieure, formant une ligne discontinue à 2.000 ou 3.000 mètres en avant des forts, constituée par des centres de résistance fortement organisés et se prêtant un mutuel appui. Ces centres de résistance sont ordinairement des villages, des fermes, des bois situés sur des positions importantes, qui commandent les principales voies de communication, où l'artillerie ennemie pourrait s'installer pour contrebattre efficacement celle de la défense et les points d'appui permanents. Ces centres de résistance sont mis en état de défense de manière à préparer une *première ligne de résistance extérieure,* appuyée sur une succession de positions, afin d'arrêter la marche de l'ennemi ou à le refouler hors de la direction de la place. Si les circonstances le permettent ou l'exigent, on installe au moment du besoin une *avant-ligne.*

Les travaux de mise des centres de résistance en état de défense ne pourront être exécutés le plus souvent qu'après la mobilisation.

§ 2. — *Organisation de la défense d'une place de guerre.*

Dès le temps de paix, le chef de l'Etat nomme dans chaque place de guerre, chef de la défense, un officier d'un grade supérieur ou au moins égal à celui de l'officier le plus élevé en grade de la garnison normale de siège, qui prend en temps de guerre le titre de *gouverneur* de la place.

Relativement au commandement, au service et à la police, une place de guerre est en état de paix, en état de guerre ou en état de siège.

L'état de paix est la situation d'une place dont aucun événement dans les relations du pays avec l'étranger ou dans les rapports des autorités avec la population n'a troublé l'ordre normal.

L'état de guerre est établi par la publication dans la place de l'ordre de mobilisation.

L'état de siège résulte de la déclaration qui en est faite par le gouverneur, en vertu d'une loi ou par un décret, dans des circonstances prévues et des conditions déterminées : telle que la présence d'un corps de troupes ennemies dans un certain rayon de la place, de séditions intérieures, etc. Il est publié et notifié aux autorités municipales, administratives et judiciaires par le gouverneur qui devient la première autorité de la place.

Ce gouverneur est subordonné en temps de paix au général commandant la région territoriale dans laquelle est située la place ; il a pour mission d'organiser la défense par les moyens et les ressources mis à sa disposition et de préparer le terrain de la défense dans tout le rayon d'attaque, d'investissement et d'activité de la place, de déterminer le meilleur fonctionnement des différents services et d'assurer les approvisionnements de toute nature pour la durée approximative d'un siège.

Une commission de défense est chargée dans chacune des places fortes du territoire de préparer et de reviser périodiquement un *plan de mobilisation de défense* (art. 280, Règlement sur le service des armées en campagne). Elle est présidée par le général gouverneur et composée des commandants de l'artillerie, du génie, de deux officiers les plus élevés en grade ou les plus anciens dans le même grade, et, à titre consultatif, du chef des services administratifs et du chef du service de santé : A partir de la déclaration de l'état de guerre, cette commission prend le nom de *conseil de défense*, dans les cas graves le gouverneur prend l'avis du conseil, mais il décide *seul* et *sous sa responsabilité* (art. 278, Règlement sur le service des armées en campagne).

Dans chaque place forte, la commission organise la défense d'après la situation de la place en *première* ou *seconde ligne*; ses travaux comprennent : la défense proprement dite, les approvisionnements administratifs, le service de santé, les intérêts civils.

La défense proprement dite est organisée suivant la configuration du terrain de la zone d'investissement, les forts et les ouvrages permanents construits, enfin d'après les dispositions probables que prendra l'ennemi.

La commission suppute l'effectif des troupes nécessaires pour occuper les forts et les positions de combat, le nombre et le calibre des pièces qui doivent servir à l'armement des forts et des ouvrages et les approvisionnements en vivres, munitions, objets de pansements jugés utiles. Ce travail préliminaire constitue *le plan de mobilisation et de défense de la place*.

D'après le travail de la commission le ministre fixe l'effectif de la garnison de défense de la place; elle est composée de deux éléments (art. 276, Règlement sur le service des armées en campagne).

1° *La garnison de sûreté* correspondant au minimum de troupes nécessaires pour repousser une surprise ou une attaque de vive force.

2° *Un complément de troupes* destiné à assurer à la défense une résistance d'une durée proportionnelle à son rôle dans la défense générale.

Dans certaines places fortes, il ne leur est affecté que la garnison de sûreté; le complément de troupes peut leur être attribué après la mobilisation suivant la marche des événements.

La garnison de défense comprend : l'état-major du gou-

Sentinelles doubles
grand garde
résistance
Sentinelles doubles
de
extérieure grand
Ligne principale de Défense
Ligne de Défense
grand garde
Deuxième Ligne
Sentinelles doubles
garde
Ligne
II SECTEUR
NOYAU CENTRAL
III SECTEUR
I SECTEUR
IV SECTEUR

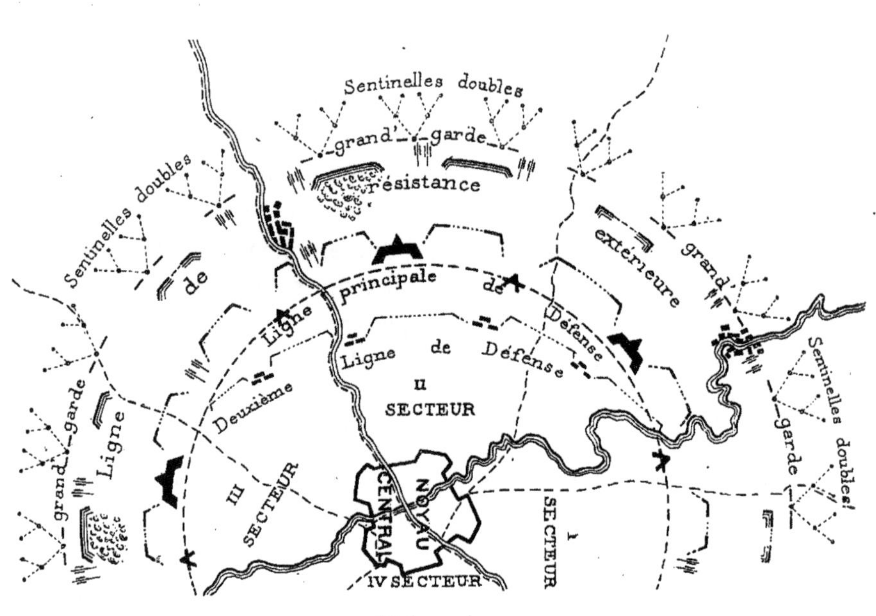

Fig. 1.

verneur, le personnel de l'artillerie, du génie, des services administratifs et du service de santé ; les troupes de toutes armes et les corps provisoirement formés par le gouverneur avec les hommes des services auxiliaires et les ressources fournies par la population.

Elle est répartie sur le plan de mobilisation et de défense en trois groupes (art. 277, Règlement sur le service des armées en campagne).

1° *Les garnisons particulières* des forts, des ouvrages permanents et du corps de place.

2° *Les troupes des secteurs* chargées de la garde et de la défense des secteurs, ainsi que des intervalles compris entre les ouvrages de fortification.

3° *La réserve générale.*

Chacune de ces subdivisions est placée sous l'autorité d'un officier désigné par le gouverneur.

Le corps de place est partagé en *secteurs ;* les abords sont également subdivisés en *secteurs extérieurs,* s'étendant jusqu'à la ligne de défense la plus avancée et sont délimités, autant que possible, par des obstacles naturels, tels que cours d'eau, ravins, escarpements, etc. (Fig. 1.)

Quant aux dispositions que prendra l'ennemi dans l'attaque de la place, la commission de défense ne peut que les présumer. Ses intentions dépendent de nombreuses circonstances éventuelles. On ne les saura que lorsqu'il les prendra ou même que lorsqu'il les aura prises ; elles restent donc à l'état d'*hypothèses* sur l'attaque, qui sont cependant étudiées dans la rédaction du plan de mobilisation.

ARTICLE II

Attaque des places de guerre.

---

§ 1er. — *Considérations générales.*

On admet généralement que, dans les guerres futures, les armées agiront, autour des forteresses, qui joueront, dès le début, un grand rôle, sinon le premier. Pendant la guerre de 1870-1871, toutes les grandes batailles ont eu lieu dans les rayons d'action des forteresses ou ont eu pour but leur possession, leur investissement et l'anéantissement des armées de secours. Metz, Belfort, Strasbourg, Péronne, Paris nous laissent des enseignements caractéristiques sur les principes qui serviront de guide à ceux qui auront la conduite de la nouvelle guerre.

D'après l'organisation des places fortes actuelles, on comprend qu'il soit difficile, aujourd'hui, de tracer une représentation schématique de la *guerre de forteresse* applicable à tous les cas, puisque le siège des nouvelles places de guerre sera une attaque successive contre les forts détachés et que la forme, la nature et l'étendue du terrain qu'ils occupent, le système et la position de leurs fortifications, l'armement employé pour chacun d'eux, etc., varient avec les places et d'un fort à un autre.

On n'en est plus à la méthode scientifique de l'attaque de Vauban, qui permettait de s'emparer d'une forteresse par une marche systématique et de calculer le nombre de jours nécessaires pour se rendre maître de la place. Cependant on peut admettre, comme enseignement, un canevas théorique des différentes périodes de la guerre de siège, tout en tenant compte des changements profonds qui pourront résulter de l'action prépondérante, de l'activité, du nombre, de l'instruction et de la tactique des troupes chargées de l'attaque ou de la défense et de leur emploi judicieux au moment opportun.

Toutefois il importe de considérer qu'une place forte située sur la frontière ne peut posséder en temps de paix tous ses moyens de défense. Si sa possession est indispensable à l'ennemi, il ne cherchera pas à en faire le siège régulier qui fournirait à l'assiégé les moyens de compléter la défense. L'ennemi s'efforcera vraisemblablement d'arriver en force devant cette place le plus rapidement possible sitôt après la déclaration de guerre et tentera de l'enlever par une *attaque brusquée.*

Lorsqu'une armée en campagne est chargée par la direction supérieure de la guerre de faire le siège d'une forteresse, elle cherche d'abord à l'investir. Sa cavalerie et des colonnes légères refoulent les troupes de la défense jusqu'à la première ligne de résistance extérieure. Les différentes unités tactiques de l'armée de campagne se déploient progressivement autour de la place et l'enveloppent simultanément, ou bien différents corps d'armée débouchent par diverses routes, investissent et bloquent, si c'est possible, la place par une marche convergente des colonnes autour d'elle.

§ 2. — *Attaque régulière.*

Une attaque *irrégulière,* de vive force, par surprise ou le blocus, ne peut réussir que pour des petites places de guerre ; le bombardement ne peut être employé comme mode d'attaque isolé qu'en vue de démoraliser une garnison trop faible pour opposer une longue résistance et pour entraîner la population civile à peser sur la défense. En 1870, l'ennemi a pratiqué ce système d'attaque contre des villes ouvertes ; l'histoire conserve le souvenir impérissable du bombardement de Châteaudun !

Les forteresses à camp retranché exigeront toujours une

attaque faite par des moyens continus et méthodiques, c'est-à-dire une *attaque régulière*.

Les opérations régulières d'un siège comprennent deux périodes : l'une de *préparation*, l'autre d'*exécution*. Elles ont pour but de s'assurer la possession du terrain d'investissement, de réduire au silence l'artillerie de la place, de rendre intenables et détruire le plus possible les ouvrages de la défense, d'avancer progressivement assez près des lignes de la défense pour s'en emparer, conquérir toutes les positions successivement.

Ces opérations ne peuvent être exécutées sur tout le pourtour de la place ; elles n'ont lieu que sur certains points convenablement choisis, contre un ou plusieurs secteurs : ce sont les *points d'attaque*.

1° Préparation de l'attaque.

Attaque des positions extérieures, investissement. — Supposons que les opérations de l'attaque régulière réussissent ; suivons-les jusqu'à la prise du noyau central.

Dès que l'assaillant s'est emparé, par une série de combats rentrant dans le domaine de la guerre de campagne, de la zone d'investissement, il s'y fortifie de manière à se garantir contre une offensive de la garnison et contre l'attaque d'une armée de secours. Un corps de siège est déterminé et désigné immédiatement parmi les troupes de l'armée de campagne. Ce corps de troupe spécial possède une composition et une force évaluées à 3 ou 4 fois celles de la garnison, qui lui permettent de poursuivre rapidement et énergiquement l'attaque, il est placé sous les ordres d'un commandant en chef, auquel on adjoint les états-majors d'artillerie et du génie, ainsi que les chefs des services auxiliaires.

Il est protégé du côté de l'extérieur par les armées qui tiennent la campagne.

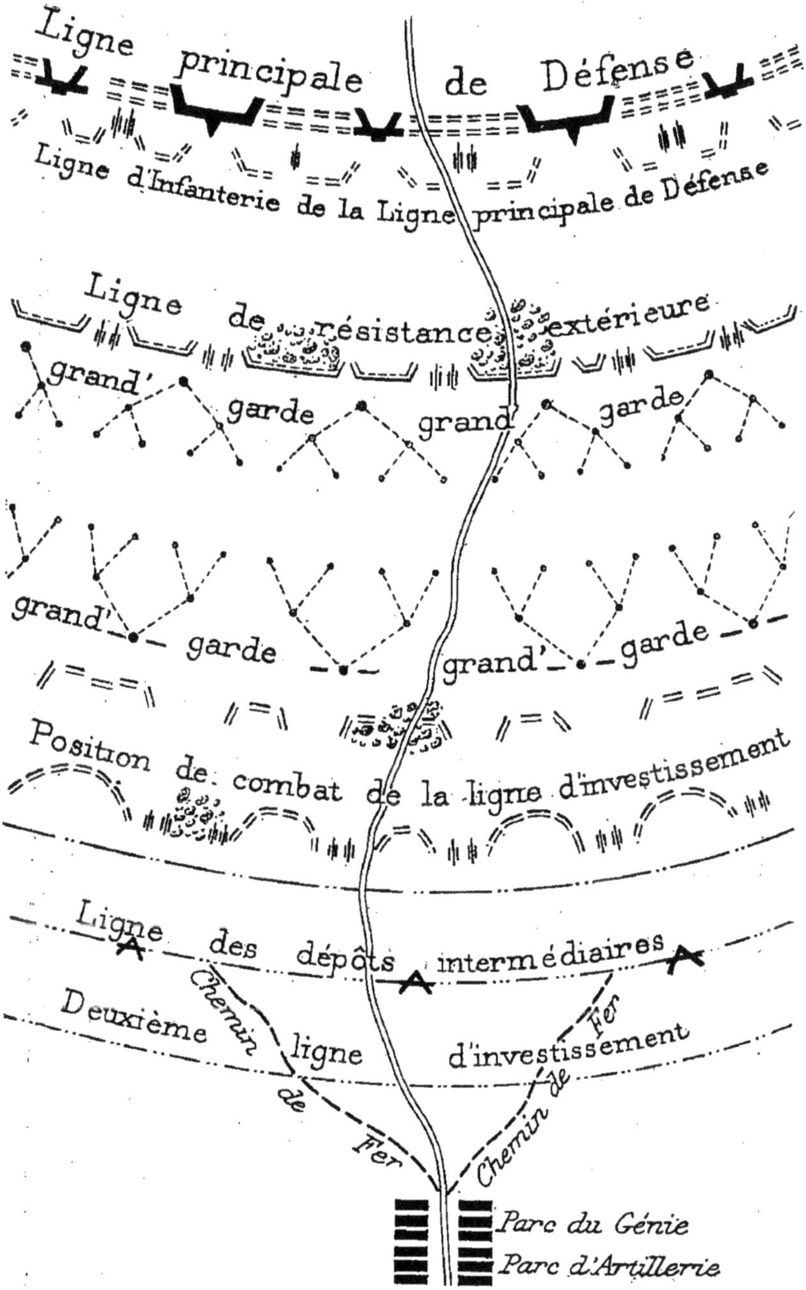
Ligne principale de Défense
Ligne d'Infanterie de la Ligne principale de Défense
Ligne de résistance extérieure
grand' garde grand garde
grand' garde grand' garde
Position de combat de la ligne d'investissement
Ligne des dépôts intermédiaires
Deuxième ligne d'investissement
Chemin de Fer
Chemin de Fer
Parc du Génie
Parc d'Artillerie

FIG. 2.

Les divisions, brigades, régiments et bataillons sont campés, bivouaqués ou cantonnés dans leur ordre de bataille. La zone occupée par le corps d'investissement est divisée par *secteurs*; chaque secteur possède des troupes de première ligne, couvertes par un réseau d'avant-postes abrités dans des tranchées-abris ou des trous de tirailleurs qui seront ultérieurement utilisés, et des troupes de réserve établies en arrière et à proximité des positions de résistance principale. (Fig. 2).

Indépendamment des réserves de secteurs, il est formé une ou plusieurs *réserves générales* postées à proximité des secteurs les plus menacés.

Dans chaque secteur, le gros des troupes de première ligne est établi hors de la portée de l'artillerie des ouvrages les plus avancés de la défense; les réserves sont placées en arrière, cantonnées ou baraquées, à une distance de 8 à 10 kilomètres de la ligne des forts.

L'artillerie de corps n'a pas à lutter avec l'artillerie de la défense; destinée uniquement à repousser des sorties, elle se place derrière la ligne de combat de l'infanterie.

Les commandants de l'artillerie et du génie font une reconnaissance de la place et du terrain extérieur; ils rédigent ensemble, d'après les renseignements recueillis en temps de paix sur la place et les indications fournies par leur reconnaissance, un projet général de siège et le soumettent au commandant en chef qui l'approuve ou le modifie et arrête le point ou les points d'attaque. Le commandant du génie est en général chargé de rédiger le *projet d'attaque*; il établit en outre un *plan directeur d'attaque*, sur lequel seront rapportés les travaux entrepris pendant le siège au fur et à mesure de leur avancement.

Les parcs d'artillerie et du génie s'établissent près d'une voie ferrée, hors des vues et de la portée des canons de la place. Ils reçoivent par les voies ferrées les équipages du siège de l'artillerie et du génie constitués dès le temps de paix et tenus prêts dans des places de dépôt situées sur les lignes de chemin de fer.

On organise enfin le service des subsistances, le service de santé, la trésorerie, les postes, la prévôté, etc.

4.) Service de santé pendant la période de préparation.

Pendant la période d'investissement, le service de santé doit être organisé ainsi que dans une armée opérant en rase campagne, qui livrerait une bataille offensive de longue durée.

Le corps de siège est en effet constitué avec des divisions, brigades, régiments détachés de l'armée en campagne. Ces unités de commandement doivent conserver leur personnel du service de santé et les formations sanitaires qui leur sont affectées normalement en campagne. La direction du service de santé sera donc exercée par un médecin militaire, du grade de principal de 1re classe, avec le titre de directeur ; il aura sous ses ordres les médecins divisionnaires du corps de siège, les médecins chefs des ambulances avec le personnel et le matériel, ainsi que le personnel médical du service régimentaire.

Lorsque l'investissement est effectué et que les troupes sont assises sur leurs emplacements, la zone occupée par le corps de siège est divisée en *secteurs;* chaque secteur est ordinairement affecté à une unité tactique, un régiment ou une brigade suivant l'importance de l'attaque qui lui incombe. Des troupes sont placées en première ligne et d'autres en réserve.

Les médecins des corps de troupes marchent avec le régiment ou la fraction de corps auxquels ils sont attachés. Ceux qui appartiennent aux troupes en première ligne installeront dans des abris des *postes de secours* par bataillon ou par régiment, d'après la nature et l'étendue du terrain occupé par les troupes qu'ils ont à secourir; le

médecin chef du service régimentaire établira une station
de pansements ou bien, si les circonstances et la disposition des troupes le permettent, une infirmerie régimentaire
à hauteur environ des réserves de secteurs, dans un can-
tonnement autant que possible hors des vues et de la portée du canon de la place, mais cependant assez rapproché
des positions de combat du régiment pour éviter un trop
long trajet dans le transport des blessés. Les brancardiers
régimentaires transporteront les blessés à la station de
pansements de régiment, ou à l'infirmerie régimentaire,
ainsi que les événements l'exigeront ou en décideront.

A proximité et en arrière des cantonnements occupés
par les infirmeries des corps de troupe, on établira l'*ambulance divisionnaire* correspondant à l'unité de commandement. Elle aura pour mission de desservir les stations de
pansements de régiment ou les infirmeries régimentaires
et d'évacuer les malades et les blessés sur l'*hôpital de campagne*.

Ces hôpitaux de campagne, en nombre déterminé, suivant les circonstances, par le commandement, sur la propo-
sition du directeur, seront installés dans des cantonnements toujours en dehors de ceux affectés aux réserves
des secteurs et aux réserves générales, sur la voie de
communication qui leur permettra une relation facile avec
un *hôpital d'évacuation* placé en tête du service de l'arrière.

Les médecins divisionnaires devront rechercher les
moyens d'établir promptement un lien facile entre les divers échelons ; ils s'efforceront à maintenir permanent
leur contact et à coordonner tant leurs divers mouvements
de flux et de reflux, que le transport et l'évacuation des
malades et blessés vers l'arrière.

Enfin, il est indispensable de prévoir l'emplacement
d'un ou de plusieurs hôpitaux d'isolement, dans le cas où
apparaîtraient certaines affections épidémiques ou conta-
gieuses.

Ligne principale de Défense
Première
Deuxième
Troisième
Parallèle
Parallèle
Parallèle
Ligne des Dépôts de tranchée
Batteries
Batteries
de deuxième position
de première position
Ligne des Dépôts intermédiaires
Chemin
Fer
Deuxième de ligne d'investissement
Fer
Chemin de
Parc du Génie
Parc d'Artillerie

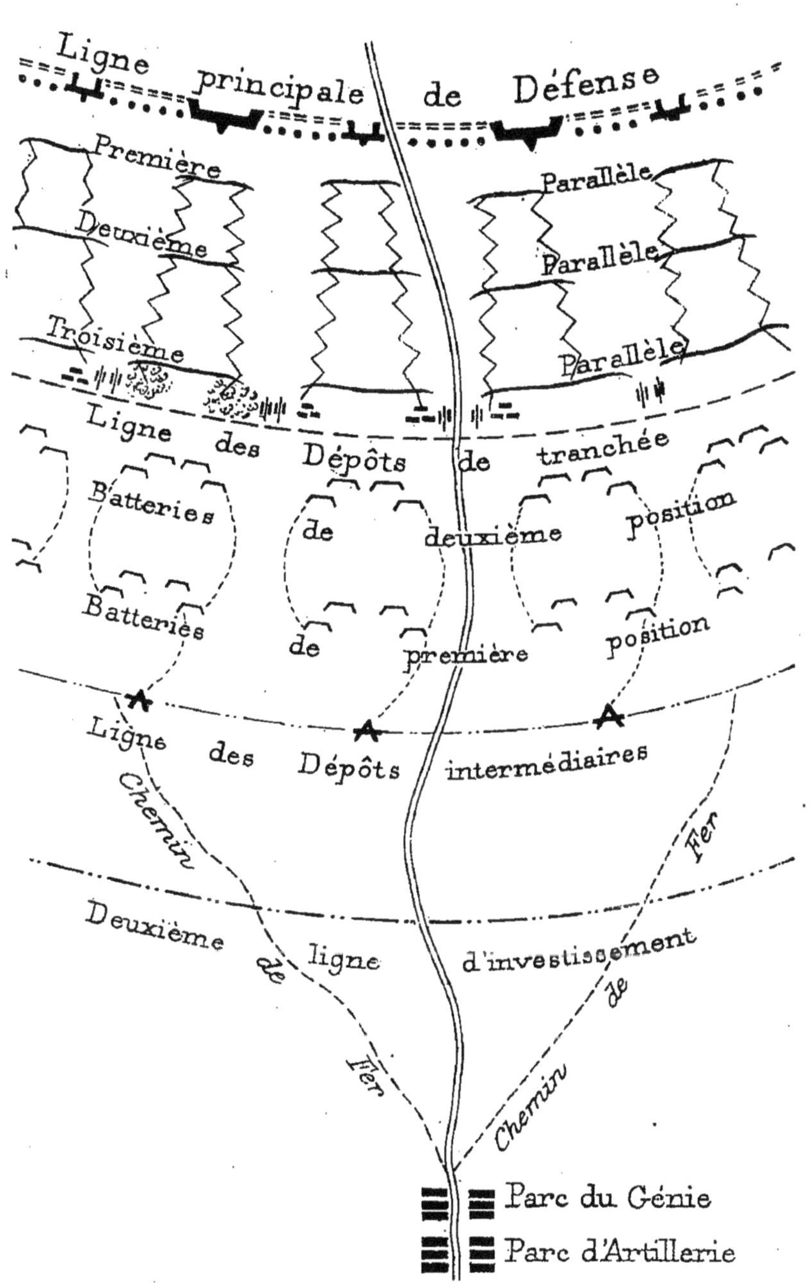

Fig. 3.

2° Exécution de l'attaque.

Attaque de la ligne principale de défense. — D'après le projet d'attaque, on entreprend les opérations contre la première ligne de résistance occupée par la défense.

On construit *des batteries de première position ;* elles ont pour but de désorganiser les éléments de la résistance avant que l'on entame les attaques rapprochées. Ces batteries, installées à une distance de 2.000 à 4.000 mètres de la place, derrière des couverts et armées de bouches à feu de gros calibre, ouvrent simultanément le feu. Sous leur protection, les troupes assaillantes gagnent du terrain et se fortifient successivement sur les positions conquises ; elles sont soutenues par l'artillerie du corps d'investissement et complètent le blocus, si c'est possible.

Dès que le feu des forts et des ouvrages de la défense rend impossible le resserrement des lignes d'investissement, si le commandant du corps de siège ne veut pas ou ne peut attendre que le blocus ait déterminé la reddition de la place, il ordonne d'exécuter l'attaque régulière par l'emploi des cheminements. Ces cheminements ont pour point de départ et pour base une tranchée, nommée *première parallèle,* ouverte à 1.000 mètres environ des saillants les plus avancés, et construite en général en reliant par des portions de tranchées les tranchées-abris et les trous de tirailleurs que les avant-postes occupaient sur le terrain de l'investissement resserré. (Fig. 3.)

Le général commandant le corps de siège organise, pour les états-majors et les corps de troupe le *service de tranchée.*

Un général de brigade est commandé chaque jour et pour chaque attaque *générale de tranchée ;* il est secondé par les colonels et lieutenants-colonels des mêmes troupes. Un officier supérieur est désigné pour remplir en permanence, dans chaque attaque, les fonctions de *major de tranchée,* chargé de tous les détails de service des troupes aux tranchées, de la surveillance des travailleurs et de l'exécution des ordres du général de tranchée. Il lui est adjoint un ou plusieurs officiers, capitaines ou lieutenants.

Le service de tranchée pour les corps de troupe se compose de la *garde de tranchée* et du *travail de tranchée ;* il est compris dans le *premier tour ;* le deuxième tour, pour les travaux autres que ceux de la tranchée, est fourni par les troupes non embrigadées.

La garde de tranchée se monte par vingt-quatre heures et par régiment ; les travailleurs sont demandés au général commandant le siège par les commandants de l'artillerie et du génie qui prennent le commandement et la direction de ces troupes. Elles sont placées sous les ordres d'un officier du génie qui porte le titre de *chef d'attaque ;* les troupes du génie exécutent de préférence les travaux spéciaux de sape et de mine.

Les travailleurs se rendent aux tranchées en armes et sans sacs ; les gardes emportent le sac et des vivres pour un repas. Gardes et travailleurs se rassemblent ordinairement aux dépôts de tranchée.

Aussitôt que la première parallèle est construite, on établit, en arrière et sous sa protection, des *batteries de deuxième position ;* elles ont pour but d'achever la désorganisation des éléments de la défense que les batteries de première position n'ont pu atteindre ou qui ont échappé à leur vue, de détruire le flanquement bas des fossés, de réduire au silence les pièces de la défense et d'ouvrir des brèches aux escarpes.

Sous la protection des batteries de siège et des tireurs postés dans les tranchées, l'assaillant établit de distance en distance pendant la nuit de nouvelles parallèles ou *places d'armes*, en avant les unes des autres et les pousse jusqu'aux abords des fossés du fort ou ouvrages permanents de la défense.

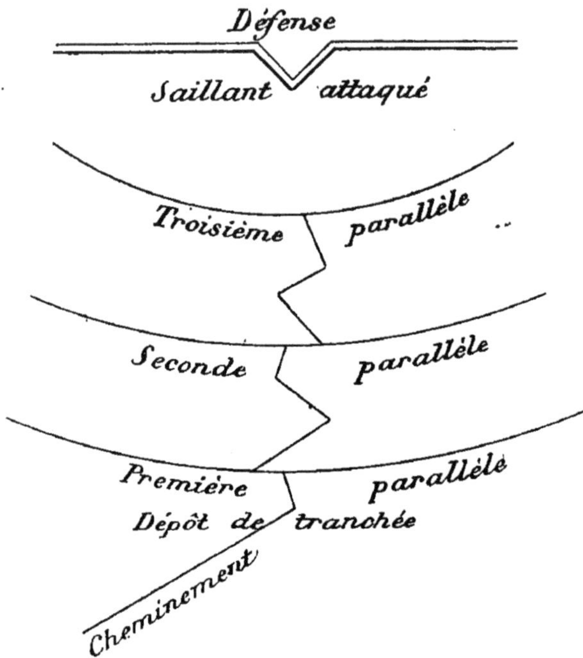

Des boyaux en zig-zag permettent aux troupes d'entrer à couvert dans les parallèles ou d'en sortir; ces cheminements sont dirigés sur le saillant attaqué.

Lorsque le commandant du siège estime que la désorganisation des parapets et des moyens de flanquements est suffisante, que la brèche est praticable, que la descente du fossé est facile, il fait préparer l'assaut par le feu de toutes les pièces d'artillerie qui peuvent être tirés sans danger pour les hommes placés dans les tranchées. A un moment déterminé, la canonnade cesse brusquement ou l'on allonge le tir et chaque colonne d'assaut sortant de ses abris s'élance à l'attaque.

Attaque de la deuxième ligne de défense. — Une fois maître d'un fort et des ouvrages qui constituent la *ligne principale de défense*, l'assaillant convertit les positions conquises en base d'une nouvelle attaque contre la *deuxième ligne de défense* et l'un des forts collatéraux sur lequel s'appuie cette défense. Il force cette *deuxième ligne de défense*, organisée entre la ligne des forts détachés et le noyau central, par le même système et le même mode d'opérations.

Attaque du corps de place. — En ce moment l'assaillant n'a plus devant lui que l'enceinte du corps de place, dont la solidité peut nécessiter les opérations méthodiques d'une attaque régulière.

Dans ce cas, les *batteries de première position* sont amenées à hauteur de la ligne des forts ; les *batteries de deuxième position* sont portées plus en avant sur les emplacements convenables pour faire brèche ou pour bombarder la ville. Les cantonnements des troupes, les parcs et dépôts sont rapprochés de la ligne des forts.

Si malgré le bombardement la défense se montre énergique, on exécute les parallèles successives ; on ouvre de distance en distance une brèche ; on prépare le passage du fossé ; lorsque l'artillerie a suffisamment éteint les feux de la place, on donne l'assaut.

L'assaillant une fois maître d'un point de l'enceinte s'y fortifie ; il attaque successivement tous les ouvrages de défense et enlève le réduit.

Occupation de la place. — Des détachements de troupe sont spécialement désignés à l'avance pour occuper la ville, protéger les propriétés, s'opposer au pillage. Les divers services : artillerie, génie et administratifs prennent possession des armements, des approvisionnements en vivres et munitions, des bâtiments militaires et établissements particuliers.

La place est réorganisée et mise en état de défense ; le général commandant le siège désigne les troupes qui formeront la garnison.

B). Service de santé pendant la période d'exécution.

Ligne principale de défense. — Dès que la *ligne de résistance extérieure* est enlevée, le commandant du siège resserre l'investissement de la place et fait mettre à exécution le projet d'attaque contre la *ligne principale de défense*. Le directeur du service de santé du corps de siège lui soumettra aussitôt ses propositions sur l'organisation et le fonctionnement du service de santé dans les secteurs zones d'attaque.

Il importe de remarquer que les canons à grande portée dont disposeront les places de guerre actuelles, permettront à la défense de lancer au loin des shrapnels contre les troupes de garde aux tranchées et des obus à mélinite contre les travailleurs. Dans ces conditions, il serait difficile d'espérer de pouvoir exécuter des pansements sérieux soit dans les abris des postes de secours, soit dans ceux qui devraient protéger une ambulance; il faudra donc se contenter, et se tenir pour satisfaits, de pouvoir enlever le plus promptement possible les blessés, de les rendre transportables et de les évacuer immédiatement vers l'arrière.

Si du temps de Larrey, et même en Crimée, on a pu installer des *ambulances de tranchée*, où l'on pratiquait tous les genres de pansements, toutes les opérations chirurgicales, il n'en sera plus ainsi dans l'avenir et l'on sera forcé d'adapter le fonctionnement du service de santé dans l'attaque aux conditions nouvelles de l'armement moderne des places de guerre.

De même, le *médecin de tranchée*, que le règlement du 31 octobre 1892 sur le service de santé en campagne adjoint au major de tranchée, est le reliquat d'une organisation démodée. Ce médecin de tranchée, devant exercer son contrôle sur les médecins-chefs des corps de troupe et de l'ambulance, devrait être d'un grade au moins égal au leur et d'une ancienneté supérieure ; il faudrait le prélever sur le service régimentaire ou sur l'ambulance de division, par conséquent désorganiser l'un ou l'autre de ces services. En outre, il ferait double emploi avec le médecin divisionnaire, naturellement désigné par ses attributions dans la division comme médecin-chef de tranchée de tous les secteurs de la division.

Il est donc préférable de conserver au service de santé, pendant cette seconde période de l'attaque, la même organisation que pendant la première période ; l'emploi seul du personnel sera à mettre en harmonie avec les circonstances nouvelles de l'attaque.

Le médecin divisionnaire, ou son substituant, exercera donc dans chaque zone d'attaque dépendant de la division les fonctions de *médecin-chef de tranchée*. Il assurera l'exécution des ordres du général de tranchée et des instructions du directeur du service de santé du corps de siège ; il déterminera, conjointement avec le major de tranchée, dans une place d'armes ou un cheminement, l'emplacement, à l'abri d'un épaulement, favorable à l'installation d'un ou de plusieurs postes de secours par secteur, et, dans un lieu à proximité des dépôts de tranchée, masqué aux vues de la place et défilé aux canons de la défense, un emplacement destiné à l'établissement d'une ambulance *volante*. Le médecin-chef de tranchée surveillera le fonctionnement des formations sanitaires des divers secteurs de la division, la continuité de leurs liens de contact et l'efficacité des moyens d'enlèvement, de transport et d'évacuation des blessés vers la portion centrale de l'ambulance divisionnaire.

En sa qualité de médecin divisionnaire, il centralisera les rapports journaliers des médecins des corps de troupes et de l'ambulance volante de service aux tranchées, ainsi que ceux de tous les médecins-chefs de service dans les secteurs de la division.

La garde de tranchée chargée de défendre le terrain et

de protéger les travailleurs se monte par 24 heures et par régiment. Les médecins du service régimentaire attachés aux troupes désignées pour le service de garde aux tranchées, marchent avec ces troupes ; ils assureront dans les emplacements désignés pour les postes de secours le service médical des secteurs ou seulement de la zone occupée par les troupes et les travailleurs qu'elles protègent.

L'ambulance volante établie à proximité des dépôts de tranchée a pour but de réunir tous les blessés de la zone d'attaque recueillis par les postes de secours des corps de troupe, de compléter le pansement provisoire qui aura pu être fait aux blessés et de servir d'intermédiaire entre les troupes de service aux tranchées et la portion centrale de l'ambulance divisionnaire.

Il est évident que l'on doit éviter de signaler par le fanion de la convention de Genève les emplacements des postes de secours et des ambulances.

Ces fanions n'offriraient aucune garantie pour les blessés, le matériel et le personnel des formations sanitaires ; ils auraient de plus le grave inconvénient de servir de point de repère et d'indications à la défense. Les directions à suivre pour arriver à chaque formation sanitaire seront reconnues et jalonnées par les brancardiers régimentaires et ceux de l'ambulance.

Deuxième ligne de défense. — Après la chute de la ligne principale de défense, l'assiégé se retranche derrière la *deuxième ligne de défense*, organisée entre la ligne des forts et le noyau central. L'assaillant reporte sur la ligne des forts conquis les batteries qui ne peuvent plus être utilisées sur leurs anciens emplacements, rapproche les cantonnements des troupes et conduit l'attaque nouvelle comme celle de la première ligne.

Dans cette phase nouvelle de l'attaque, et celles qui suivront jusqu'à la prise du corps de place, l'organisation et le fonctionnement du service de santé ne seront pas modifiés. Les médecins des corps de troupe assureront le service dans les postes de secours désignés successivement au fur et à mesure du progrès de l'attaque ; l'ambulance volante se portera en avant pour diminuer autant que possible la distance qui la sépare des postes de secours ; la portion centrale de l'ambulance divisionnaire demeurera dans son installation. Elle ne se rapprochera que si la nature du terrain, la saison et les moyens de transport dont elle dispose l'exigent. Il faut en effet toujours prévoir un échec du corps d'attaque, un retour offensif de la garnison de la place et les dangers de la poursuite.

Occupation de la place. — Lorsque le corps de place est tombé aux mains de l'assaillant, le commandant du siège prescrit les dispositions nécessaires pour réorganiser la place et la mettre en état de défense.

Le directeur du service de santé, ou le médecin divisionnaire, proposera au général commandant toutes les mesures d'hygiène utiles pour assainir la ville, les places et les lieux où se sont livrées des luttes sanglantes, désinfecter les bâtiments occupés par les troupes, les établissements affectés aux malades et blessés. Il provoquera les ordres d'évacuation des malades et blessés dont la présence dans la place offrirait des inconvénients ou des dangers ; il prendra les mesures nécessaires pour disposer de toutes les ressources de la place en médicaments, objets de pansement, matériel et vivres utiles au service de santé, et pour rendre disponibles le personnel et le matériel des ambulances divisionnaires et des hôpitaux de campagne du corps de siège.

ARTICLE III

Défense d'une place de guerre.

—

§ 1er. — *Considérations générales.*

Le terrain de la défense d'une grande place de guerre occupe sur son périmètre une vaste étendue. Les troupes qui seront chargées de défendre le camp retranché auront d'abord la mission, si les circonstances et la situation de la place en première ou seconde ligne le permettent, de repousser l'ennemi sur tout le terrain situé en avant des forts et des ouvrages permanents qui complètent le camp retranché de la place. Elles auront donc à soutenir une période d'*opérations extérieures* et une période de *défense du camp retranché et du corps de place*. Le service de santé devra par conséquent préparer l'organisation et le fonctionnement des formations sanitaires en vue de ces deux périodes de la défense d'une grande place de guerre.

Il est donc indispensable, afin que le personnel puisse remplir sa mission, que les formations sanitaires chargées de secourir les troupes pendant les opérations extérieures possèdent une mobilité en rapport avec celle des troupes et qu'elles puissent conserver en même temps leurs liens de contact avec les formations sanitaires temporairement fixes du camp retranché qui leur serviront de point d'appui. Il faut aussi indiquer la marche qu'elles auront à suivre pour relever et enlever les blessés et leur assurer les moyens de transport vers l'arrière.

De même, il faut préciser l'emplacement et régler le fonctionnement des divers échelons pendant la défense du camp retranché; relier, raccorder, coordonner entre elles les diverses formations sanitaires; déterminer les devoirs et obligations de chacune d'elles vis-à-vis des autres; les subordonner à une autorité unique ; enfin il faut organiser le service hospitalier du corps de place.

Afin que le matériel soit mis en place en temps utile, il importe également de déterminer au préalable son emplacement, d'après l'organisation projetée pour les lignes de défense, la position des ouvrages de fortifications et les périodes présumées de la défense.

Des dispositions réglementaires ont déterminé le personnel médical des troupes chargées de la défense et attribué à ces troupes le nombre d'ambulances qui leur seront nécessaires ; un arrêté ministériel a fixé également le nombre d'hôpitaux et le personnel du service de santé affecté au service de la place. Ce personnel, en rapport avec l'effectif des troupes de la garnison de défense, est déterminé dès le temps de paix et porté sur un état indicatif remis à un médecin militaire désigné comme directeur technique, sous le nom de *médecin-chef de la défense*, qui, au moment de la mobilisation, recevra ce personnel et le répartira selon les circonstances et les besoins du service.

Pour chaque place de guerre, on a de même constitué à l'avance, dans des locaux spéciaux, un approvisionnement du matériel nécessaire au service de santé. Il est tenu au complet et prêt à être transporté sur l'emplacement qui sera indiqué au moment de la défense.

Ce matériel technique comprend suivant l'importance de la place de guerre :

1º Le matériel médical régimentaire des unités de troupe ;

2º Le matériel de relèvement et de transport des blessés ;

3º L'approvisionnement d'infirmeries de fort ;

4º L'approvisionnement d'hôpitaux temporaires de 50, 100 et 250 malades ;

5º L'approvisionnement de réserve de médicaments et de pansements ;

6° Le matériel d'hôpital militaire ou mixte de la place;

7° Le matériel d'hôpitaux auxiliaires à installer par les sociétés de secours;

8° Les ressources d'établissements publics susceptibles d'être aménagés en hôpital.

Un *journal de mobilisation*, tenu à jour par le médecin-chef de la défense, donne, avec le personnel, l'exposé théorique de la mobilisation locale du service; il indique la situation des établissements à transformer, leur contenance, le mobilier existant, les fournitures complémentaires à requérir, la désignation du nombre de lits nécessaires à l'hospitalisation d'un nombre de malades et de blessés proportionnel à celui de l'effectif de la garnison; il prévoit également les approvisionnements de toute nature en médicaments et objets de pansements, en vivres de conserves, de bouillon, lait, légumes, etc...

Il semblerait donc que tout est prévu et qu'il ne reste plus rien à faire après ces dispositions réglementaires si complètes en apparence. Il n'en est rien; il ne suffit pas de posséder un nombreux personnel et un grand matériel, il faut aussi prévoir que l'organisation et le fonctionnement de ce personnel, que l'emploi de ce matériel s'adapteront à la tactique des troupes et à la succession des événements de guerre qui se développeront pendant les diverses périodes de la défense d'une grande place forte.

Il importe donc d'étudier l'organisation de la défense d'une place forte possédant au moment de l'approche de l'ennemi tous les moyens de défense; une place de guerre en seconde ligne présente seule ces conditions; sa défense comprend :

1° La défense du camp retranché et du corps de place, comme une place en première ligne;

2° La défense extérieure, toujours possible à préparer avant l'arrivée de l'ennemi.

Avant d'examiner les procédés tactiques mis en œuvre

pour la défense d'une place en seconde ligne, il faut obser-
ver qu'une place en première ligne, pouvant être l'objet
d'une attaque brusquée, doit avoir à l'avance les détails
de sa défense complètement arrêtés et être toujours prête
à repousser une surprise. L'organisation du service de
santé devra par conséquent être également préparée dès le
temps de paix en prévision de cette éventualité.

§ 2. — *Défense extérieure d'une place en seconde ligne.*

Pendant que l'ennemi marche sur la place, la garnison
se porte à sa rencontre, se proposant une série d'*opérations
extérieures* ou bien la lutte sur la ligne de *résistance extérieure.*

Opérations extérieures. — Des détachements fournis par
la réserve générale et comprenant habituellement les trois
armes prennent la campagne. Ils ont pour mission de
tenir à distance les coureurs ennemis; d'arrêter les avant-
gardes; de défendre les passages, les défilés, les cours
d'eau; d'attaquer les colonnes ennemies, en évitant de
s'exposer à des pertes trop considérables. Elles ne s'enga-
gent à fond que lorsque leur supériorité numérique leur
assure un succès certain.

Devant un ennemi en force, ces détachements cèdent
peu à peu le terrain; détruisent les ouvrages d'art pouvant servir à l'ennemi; font transporter dans la place les
approvisionnements que l'ennemi pourrait utiliser, ou les
détruisent s'ils ne peuvent les enlever.

Lutte sur la ligne de résistance extérieure. — Dès que les
détachements extérieurs se trouvent dans un état d'infério-
rité devant l'ennemi et sont mis dans l'impossibilité de
tenir la campagne, ils se replient sur la place; les troupes
des secteurs vont occuper les centres de résistance organisés sur la ligne de défense extérieure.

L'infanterie s'installe sur les positions de combat; elle

peut être soutenue par les pièces de gros calibre des forts
et des batteries mobiles. Elle se couvre par des avant-
postes que protègent les grand'gardes, les petits postes et
le réseau des sentinelles doubles.

La lutte, sur la première ligne de résistance, a pour but
d'arrêter l'ennemi, de gagner du temps, de retârder l'investissement de la place, d'obliger l'assaillant à se déployer,
à montrer ses projets et savoir quel est le secteur qui sera
plus particulièrement menacé.

A). **Service de santé de la défense extérieure.**

Dès les premiers jours de la mobilisation, le médecin-
chef de la défense devra organiser le service de santé de la
défense extérieure. Il sera chargé de surveiller l'exécution
des mesures prévues dans le plan de mobilisation pour
l'emploi du matériel et l'affectation du personnel, l'appro-
priation des divers établissements et locaux à l'installation des formations sanitaires de l'armée ou confiées à des
sociétés de secours aux blessés, de provoquer les mesures
nécessaires pour l'évacuation au dehors de tous les hommes incapables de longtemps de faire un service actif et
des malades et blessés en traitement dans les hôpitaux.

Il importe tout d'abord de remarquer, au point de vue
du service de santé, que la tactique des troupes chargées
des opérations extérieures exige une grande mobilité.
Ces opérations ne peuvent être assimilées à celles d'une
armée tenant la campagne, libre de choisir son objectif,
son terrain, la direction de ses marches et de ses manœuvres. Il faut donc que les formations sanitaires des corps
de troupes et celles des unités de commandement affectées
à la défense extérieure possèdent une égale mobilité, sans
toutefois perdre leurs liens de contact avec les formations sanitaires du camp retranché qui doivent leur servir d'appui.

Il en résulte, par conséquent, l'obligation de préparer dès le temps de paix l'organisation et le fonctionnement des formations sanitaires affectées à la période de la défense extérieure et de prévoir ensuite l'emplacement des postes de secours et leur liaison avec le camp retranché, lorsque les détachements extérieurs se replieront sur les positions importantes qui constituent les positions de combat de la ligne de résistance extérieure.

Opérations extérieures. — Les troupes de la défense mobile sont prises dans la réserve générale; elles possèdent au moment de la mobilisation le personnel et le matériel du service de santé qui sont attribués par le règlement à chaque régiment, batterie d'artillerie, compagnie du génie, etc.; en outre, il est attaché à ces troupes une ambulance n° 2 par division.

En raison de la mobilité et du fractionnement que pourront subir les régiments pendant la période des opérations extérieures, le service de santé des troupes chargées de tenir la campagne devra être fait par bataillon. Les médecins de bataillon conserveront en permanence auprès d'eux l'infirmier et les brancardiers du bataillon, munis de musettes pourvues de tous les objets de pansement.

Le médecin-chef de chaque service régimentaire assurera l'enlèvement des blessés transportés aux postes de secours de bataillon et le ravitaillement de ces postes de secours en objets de pansement par l'échange des musettes vides contre des pleines. Il constituera à cet effet des relais de brancardiers et un échelon de combat en arrière des troupes avec les voitures médicales.

Pour obtenir la mobilité incessante que doivent posséder les ambulances de la défense extérieure et pour réduire le plus possible la longueur du premier transport des blessés, les ambulances divisionnaires se subdiviseront en *ambulances volantes*, en allégeant chaque section des voitures ou fourgons de médicaments et d'approvisionnements, qui seront réunis en une *réserve* arrêtée en arrière des troupes engagées.

Enfin, dans chaque secteur en regard avec la défense extérieure, un hôpital de campagne ira s'installer à proximité et en avant, s'il y a lieu, de la ligne de résistance extérieure ; il s'établira provisoirement sur un emplacement permettant une communication facile avec les ambulances volantes qu'il aura à desservir, et, afin d'être toujours prêt à se déplacer suivant les circonstances, les événements et les besoins du service, il se mettra aussitôt en relations avec les hôpitaux permanents installés aux abords de l'enceinte.

Il faut donc prévoir dès le temps de paix, et d'après les hypothèses probables sur l'attaque de la place, comment on pourra assurer le contact entre les postes de secours, les ambulances volantes et les hôpitaux de campagne installés aux abords du camp retranché ; quels sont les moyens dont on disposera pour l'enlèvement, le transport et l'évacuation des blessés de la ligne de feu aux hôpitaux de campagne.

Ligne de résistance extérieure. — Lorsque les troupes se replieront sur la ligne de résistance extérieure, les postes de secours des corps de troupe occuperont les abris prévus à proximité des positions de combat ou des centres de résistance ; les ambulances volantes s'installeront dans les emplacements déterminés sur la ligne principale de défense et seront mises en rapport avec les hôpitaux de campagne établis, en avant de l'enceinte, dans des établissements désignés à l'avance dans chaque secteur.

§ 3. — *Défense du camp retranché et du corps de place.*

Malgré une énergique lutte, les troupes chargées de tenir les positions sur la ligne de résistance extérieure peuvent être refoulées. En prévision de cette éventualité, dès le

temps de paix, que la place soit en première ou en seconde
ligne, on a organisé une *ligne principale de défense*, jalon-
née par des ouvrages et des forts extérieurs. Les troupes
qui sont obligées d'abandonner la ligne de défense extérieure se replient derrière cette ligne et y établissent les
réserves de leurs avant-postes.

L'ennemi investit la place. S'il ne veut ou ne peut attendre les résultats d'un blocus, il entreprend *l'attaque régulière*. Au point de vue du service de santé, il faut examiner
les opérations de siège qui peuvent se succéder jusqu'au
revers final, afin de déduire les installations à prévoir
correspondant à chacune de ces opérations. Ces opérations
consistent en :

> *Lutte sur la ligne principale de défense ;*
> *Lutte sur la deuxième ligne de défense ;*
> *Lutte pour la défense du corps de place.*

Lutte sur la ligne principale de défense. — L'attaque s'en-
gage sur la ligne principale de défense et sur les points
d'appui ; elle se déroule suivant la marche ordinaire, que
nous supposons défavorable à la défense. L'assaillant
refoule les petits postes et se rapproche de la défense ; les
grand' gardes tiennent le plus longtemps possible et se
replient ensuite sur leurs réserves.

Etablie sur des centres de résistance fortement organisés,
derrière des obstacles ou des abris naturels, complétés
s'il y a lieu par des ouvrages, l'infanterie de la défense
repousse toute tentative d'approche de l'assaillant, prend
vigoureusement l'offensive chaque fois que les circonstances le permettent.

Dans le but de prolonger la résistance de la place, d'entraver les progrès de l'attaque, de détruire les ouvrages et
le matériel de l'ennemi, renverser ses batteries, réoccuper
les positions conquises par l'assaillant, les troupes de la
défense exécutent des contre-attaques et des sorties. Elles

harcèlent sans cesse l'ennemi par des mouvements offensifs, surtout pendant la nuit. L'artillerie des forts et les batteries mobiles de la défense établies dans les intervalles des forts couvrent de projectiles les localités occupées par l'ennemi et leurs voies de communication; elles contre-battent toutes les bouches à feu que l'ennemi met en ligne.

Les sorties ne réussissent que par leur brusquerie et la surprise; elles sont dirigées en général sur les flancs des positions ennemies et partent, par suite, des secteurs contigus aux secteurs attaqués. Remarques importantes pour le service de santé qui l'obligent à prendre des dispositions à l'avance pour être prêt au moment voulu.

Une attaque brusquée contre la ligne principale de défense n'est possible que lorsqu'elle est préparée par l'artillerie. Par conséquent, lorsque l'assaillant jugera le moment favorable, il fera ouvrir un feu violent à la fois sur plusieurs fronts de la ligne principale de défense éloignés les uns des autres, pour donner le change à l'assiégé. Ses batteries de siège et ses batteries de campagne, dissimulées jusque là, couvriront de projectiles les points d'appui de la ligne principale de défense, chercheront à détruire les obstacles et à rendre intenables les ouvrages occupés par les troupes. Tandis que l'artillerie de siège continuera son tir contre les forts, les batteries de campagne allongeront leur tir pour atteindre les réserves.

L'artillerie des forts et les batteries mobiles des positions intermédiaires de la défense s'efforceront de démonter l'artillerie ennemie et de la réduire au silence.

Si l'assaillant a la supériorité dans ce *combat d'artillerie*, l'infanterie ennemie se rapprochera de la ligne de défense et tentera l'assaut.

Avant que l'ennemi se dispose à donner l'attaque décisive, la défense, fixée sur le point qu'a choisi l'ennemi, y rassemble les troupes de la réserve générale et des secteurs non menacés; renforce et complète l'armement, se met en mesure de repousser l'assaut de la ligne principale de défense.

Lutte sur la deuxième ligne de défense. — Pendant la lutte sur la ligne principale de défense, une deuxième ligne de défense, constituée par des positions de combat, des retranchements préparés à l'avance, avec leurs abris et leurs défenses accessoires appuyés latéralement aux ouvrages permanents et soutenus en arrière par des positions de retraite, s'efforce d'arrêter les progrès de l'assaillant, de rendre intenables les positions conquises par l'ennemi, de favoriser les retours offensifs et les contre-attaques de la défense. Dès que la première ligne est forcée, la deuxième ligne cherche à rompre l'élan de l'assaillant et à le contenir; elle reçoit les troupes qui se replient.

Si l'ennemi s'avance avec des forces supérieures, les forts encore en état de prendre part à la lutte et les points d'appui intermédiaires croisent leurs feux en avant et en arrière de la ligne principale de défense, inondent le terrain d'obus à balles pour entraver les progrès de l'ennemi et empêcher l'exécution de nouveaux travaux.

L'infanterie abritée derrière les retranchements s'oppose par un feu continu et une surveillance constante à toute tentative d'attaque brusquée.

Afin de détruire l'artillerie de la défense, l'assaillant, à mesure qu'il fait du progrès, rapproche ses batteries de la place tout en les dissimulant le plus possible. S'il réussit, il découvre tout à coup ses batteries, cherche à démonter les pièces des forts et des points d'appui, à bouleverser les terrassements et les parapets, à renverser les abris, à disperser les troupes de la défense. Pour obtenir ce résultat, l'assaillant concentrera un feu violent de son artillerie sur un front d'attaque; il fera usage des projectiles explosifs les plus puissants contre les terres et le matériel, et d'obus à balles et à mitraille contre les troupes et le personnel des batteries.

Lutte pour la défense du corps de place. — Lorsqu'il sera évident que la continuation de la lutte sur la deuxième ligne de défense ne peut avoir d'autre effet que d'augmenter sans profit les pertes subies en hommes et en matériel, la défense retirera des forts ruinés les pièces cuirassées et de gros calibre encore intactes ; bouleversera et détruira tout ce qui dans les ouvrages pourrait être utilisé contre la place ; organisera l'armement et la résistance du secteur attaqué ; reliera à la place, à l'aide d'ouvrages improvisés, les forts extérieurs qui ont résisté à l'attaque.

Cette troisième ligne de résistance, qui est en général l'enceinte de la place, est défendue suivant les mêmes principes et la même énergie que les lignes précédentes. Des dispositions sont prises pour donner à cette dernière ligne toute la résistance possible ; des batteries sont placées sur les points les plus favorables pour entraver l'exécution des travaux d'approche ; des mortiers légers sont employés contre les travaux de sape ; l'infanterie garnira les points menacés et se tiendra prête à repousser les attaques de vive force.

Arrivé à cette troisième période du siège, il est probable que l'ennemi ne tentera pas l'assaut ; il aura recours au bombardement pour obtenir la reddition de la place.

La défense organise, dès le temps de paix, un service spécial, prend des dispositions particulières contre ce dernier moyen d'attaque de l'assaillant et les mesures nécessaires en vue de l'extinction des incendies et de la sûreté des habitants.

Lorsque la défense aura épuisé les derniers termes de la résistance, le gouverneur, après avoir entendu le conseil de défense, décidera de l'époque et des termes de la reddition de la place.

B). Service de santé de la défense du camp retranché.

Lutte sur la ligne principale de défense. — De même que la commission de défense partage dès le temps de paix le corps de place en secteurs et subdivise les abords en secteurs extérieurs s'étendant jusqu'à la ligne de défense la plus avancée; qu'elle organise des centres de résistance sur la ligne principale de défense et des réserves d'eau potable pour les troupes qui les occuperont, de même le service de santé, sur l'approbation du gouverneur de la place, doit organiser son service par secteurs, sous les ordres d'un *médecin-chef de secteurs*, et préparer dans chacun d'eux, à proximité de ces centres de résistance, des abris pour les postes de secours affectés au personnel et au matériel attachés à ces troupes. Des dispositions sont également à prévoir pour l'enlèvement rapide des blessés du terrain des attaques et pour leur transport vers l'arrière.

Il faut donc chercher à assurer, pendant cette première période du siège et au voisinage des positions de combat, des abris naturels ou artificiels pour protéger provisoirement les blessés, surtout contre les éclats des projectiles ennemis, car les troupes chargées de la défense des centres de résistance auront non seulement à lutter contre l'infan terie ennemie, mais encore à soutenir l'attaque des grosses pièces d'artillerie de l'assaillant, batteries de première position.

Les abris et les locaux de pansements que l'on désignera pour l'installation des postes de secours des corps de troupe devront être reliés par des trajets défilés aux emplacements que l'on affectera aux ambulances *volantes*. Ces ambulances seront flanquées et appuyées par des hôpitaux de campagne, dont il importe aussi de préciser à l'avance le lieu de leur établissement, le mode et les moyens à employer pour transporter les blessés et le trajet couvert ou défilé que les brancardiers devront suivre.

En principe un échelon sanitaire ne doit se préoccuper que de ce qui se passe devant lui. Les postes de secours de première ligne porteront exclusivement leur attention et leurs soins sur les troupes engagées; ils seront desservis par le personnel des ambulances volantes établies derrière eux. Les brancardiers des ambulances suivront les trajets déterminés pour les atteindre sûrement et en revenir sans trop de dangers. Pour les mêmes raisons le personnel d'un hôpital de campagne sera chargé d'appuyer les ambulances volantes et devra parcourir le terrain qui lui sera désigné.

L'artillerie des forts et des ouvrages, prenant à partie l'artillerie de l'assaillant, aura à supporter l'effet de puissants explosifs qui seront lancés par l'ennemi contre le personnel, le matériel et les ouvrages.

En raison des progrès de l'armement et de la puissance des explosifs, on ne peut songer à installer une infirmerie dans les forts. Pour assurer les premiers secours aux défenseurs pendant le combat d'artillerie, il faut déterminer, aux abords des forts, des locaux défilés ou abrités, permettant l'installation d'une infirmerie de fort, où seront transportés les blessés à chaque moment de répit.

Les sorties étant préparées en secret et au moment opportun, il y a lieu de prévoir l'organisation du service de santé des troupes de sorties, suivant que ces opérations ont lieu le jour ou la nuit, en prévoyant toujours le mouvement rétrograde qu'effectueront les troupes.

On doit de même prendre à l'avance les dispositions utiles en vue des contre-attaques que pourront exécuter les troupes de la défense.

Le personnel médical et administratif des formations sanitaires, ambulances et hôpitaux de campagne, que l'on pourrait appeler personnel de première ligne, sera choisi autant que possible parmi les officiers du service de santé appartenant à l'armée active.

Le médecin-chef de la défense doit donc établir, dès le temps de paix, un journal techniqne de mobilisation pour chaque secteur indiquant l'organisation et le fonctionnement du service de santé pendant la *période des opérations extérieures,* l'organisation et le fonctionnement des formations sanitaires pendant la *période de défense du camp retranché et du corps de place.*

Le journal technique de chaque secteur sera remis au moment de la mobilisation aux *médecins-chefs de secteur,* qui seront dès lors à même de seconder de leur propre initiative l'organisation simultanée du service dans les divers secteurs de la place et d'en diriger ultérieurement le fonctionnement selon les ordres et les instructions du médecin-chef de la défense; de surveiller l'exécution des conditions prévues pour chacune des formations sanitaires, tant pour leur installation dans les locaux qu'on leur aura affectés que dans l'emploi et l'utilisation du personnel et du matériel pour le transport et l'évacuation des blessés.

Les médecins-chefs de secteur seront d'utiles auxiliaires du commandement pour la transmission rapide et la prompte exécution des ordres, ainsi que pour la régularité et le bon fonctionnement du service.

Lutte sur la deuxième ligne de défense. — Lorsqu'on prévoit que les troupes seront obligées d'abandonner la ligne principale de défense, le médecin-chef de la défense, sur l'avis du gouverneur de la place ou, à défaut d'ordres, de sa propre initiative, prend des dispositions à temps pour évacuer les blessés et replier les formations sanitaires ainsi que le matériel.

Dès le temps de paix, on doit donc, en vue de cette éventualité, préparer en arrière de la deuxième ligne de défense, comme il a été fait pour la ligne principale, une seconde installation destinée à chacune des formatious sanitaires placées en premier, second et troisième échelons.

Les emplacements des postes de secours des corps de troupe engagés sur la deuxième ligne de défense seront organisés dans des lieux bien abrités, parfaitement à couvert et à proximité des nouveaux centres de résistance, la lutte comprenant surtout des combats contre l'artillerie. Les locaux destinés à l'établissement des ambulances volantes seront également déterminés, ainsi que ceux où devront s'installer les hôpitaux de campagne. Enfin, il est important, pour relier les divers échelons des formations sanitaires, de reconnaître à l'avance le trajet que pourront parcourir les brancardiers, pendant cette seconde période du siège, sans être trop exposés aux éclats de projectiles.

La mobilité d'une formation sanitaire est, en toutes circonstances, le meilleur moyen de l'abriter des projectiles ennemis. Dans ce but, il faut éviter l'accumulation des blessés, qui les expose aux plus grands dangers en immobilisant la formation sanitaire. On évacuera donc, dès le début du combat, les blessés vers les hôpitaux permanents du corps de place, afin de conserver sans cesse une liberté complète dans les mouvements. Les ambulances devront surtout éviter de se transformer en *pseudo-hôpitaux*; leur rôle doit se borner à servir d'intermédiaire, de lien entre les postes de secours des corps de troupe et les hôpitaux de campagne , à rendre les blessés transportables pour atteindre ces hôpitaux. Du reste, rien n'est plus dangereux que d'établir une ambulance en pseudo-hôpital dans les endroits où l'on a livré des combats ; il serait impossible de placer les blessés dans des conditions plus détestables. Il meurt beaucoup plus d'hommes des suites d'amputations faites sur les lieux de combat que parmi ceux qui sont opérés loin du champ de bataille.

Lutte pour la défense du corps de place. — Le service de santé de la défense active se replie également avec les troupes en arrière de la troisième ligne de résistance ; il reste sans cesse en contact avec les troupes chargées de la défense des secteurs attaqués, occupe les abris qui y ont été prévus ou qui sont improvisés en temps opportun sur l'ordre du gouverneur de la place ou du médecin-chef de la défense.

Les hôpitaux temporaires installés pendant la première période du siège aux abords de l'enceinte, seront reportés sur une position plus abritée ou dans le corps de place. Chaque établissement hospitalier qui pourrait être atteint par le bombardement mettra en exécution les mesures arrêtées en prévision des incendies et les dispositions relatives à la prompte évacuation des salles aux étages menacés.

L'histoire de la guerre de 1870-1871 rapporte que l'ennemi, dans le but d'amener la population à exercer une pression sur la garnison et la contraindre à rendre la place, prit pour objectif du bombardement à Strasbourg, à Paris, à Péronne, etc., le fanion de neutralité qui signalait l'emplacement des hôpitaux et ambulances. Ces enseignements ne doivent pas être oubliés !

Par conséquent, dans la défense mobile, le fanion de neutralité des formations sanitaires, pouvant servir d'indication à l'ennemi sur la présence, l'emplacement et l'effectif des troupes qu'elles accompagnent, devra être disposé de telle sorte qu'il soit caché aux vues de l'ennemi. Il est certain qu'un fanion de neutralité ne pourra empêcher ni dévier le tir pendant le combat, toutes les fois que le succès de l'action engagée nécessitera de couvrir de projectiles le terrain où se trouve installée la formation sanitaire. Dans la place, un fanion de neutralité ne doit avoir qu'un but : signaler que l'établissement est affecté au service de santé, dans le cas où l'ennemi l'aborderait. Cette affectation sera suffisamment indiquée par l'application de la croix de Genève sur la porte et sera assez connue au voisinage pour qu'un blessé isolé puisse aller y demander les premiers secours.

Le choix judicieux de l'emplacement d'une formation sanitaire dans un lieu abrité ou défilé, et surtout sa *mobilité* qui lui permettra de se déplacer en temps opportun, seront une meilleure garantie que le drapeau de neutralité, flottant au sommet de l'édifice, contre les balles, les éclats de projectiles et le tir de l'artillerie ennemie, dont elle peut devenir, au mépris de toutes les lois humanitaires, l'objectif volontaire, prémédité et intéressé.

Le médecin-chef de la défense est membre du conseil de défense. Il fournira au gouverneur de la place tous les renseignements, tous les détails et mesures nécessaires pour obtenir les clauses d'exception susceptibles d'améliorer le sort des blessés et de sauvegarder le retour du matériel du service de santé.

c). Service hospitalier de la place.

Il est indispensable de prévoir sur le plan de mobilisation, en outre des formations sanitaires à organiser à l'avance pour la défense *extérieure* et la défense du *camp retranché*, la constitution dans le corps de place d'hôpitaux temporaires et permanents comprenant un nombre de lits nécessaires à l'hospitalisation d'un nombre de malades et de blessés proportionnel à celui de l'effectif de la garnison.

Toutes les places de guerre possèdent un hôpital militaire, des hospices civils, ainsi qu'un dépôt d'approvisionnements, d'objets de pansements et le matériel nécessaire à l'installation d'hôpitaux temporaires de 50, 100, 250 malades. Ces moyens seraient cependant insuffisants à l'hospitalisation des malades et blessés de la garnison de défense. Il importe donc de préparer pendant la paix, à l'aide des ressources des habitants et celles du service de guerre, l'installation d'un certain nombre de lits dans les établissements publics ou industriels de la localité. On utilisera également toutes les ressources dont disposent les sociétés de secours aux blessés.

A l'aide de ces divers moyens, on assurera dans la place l'hospitalisation d'un nombre de malades et de blessés supérieur à celui que l'on peut présumer pour une garnison d'un effectif déterminé.

Il est donc indispensable de répartir méthodiquement, sur le plan de mobilisation, les formations sanitaires suivant le nombre des secteurs de la place et l'importance du rôle que chaque secteur sera présumé jouer dans l'attaque ou la défense, de porter les hôpitaux militaires permanents aux abords de l'enceinte et de confier aux sociétés de secours exclusivement les formations sanitaires du corps de place.

Il serait cependant utile que la commission de défense soumît chaque formation sanitaire installée par les sociétés de secours à l'obligation d'établir préalablement un journal de mobilisation, indiquant l'organisation de son personnel, ses moyens d'installation, ses ressources en locaux et approvisionnements, l'étude du terrain situé en avant des emplacements que pourra successivement occuper la formation sanitaire pendant les diverses phases du siège, le trajet prévu que devront suivre les brancardiers pour atteindre la formation sanitaire plus avancée qu'ils auraient à desservir; enfin le rôle probable qu'auront à remplir le personnel et la formation sanitaire pendant les diverses périodes du siège.

De cette manière chaque chef de service d'une de ces formations sanitaires, qui n'a jamais peut-être été convoqué pour une période d'instruction ou de manœuvres, connaîtrait la situation militaire de sa formation sanitaire; il saurait parfaitement à qui il doit obéir et quels sont les devoirs qu'il aura à remplir du début de la mobilisation jusqu'à la dernière phase de la défense.

Au moment de la déclaration de l'état de guerre, le médecin-chef de la défense remettrait à chaque *médecin-chef de secteur* un duplicata du journal de mobilisation des formations hospitalières affectées à son secteur, ainsi que les divers renseignements prévus relatifs à leur liaison, leur raccord et leur échelonnement avec les formations sanitaires de la défense active, depuis la zone extérieure de l'enceinte jusqu'au corps de place.

Pour établir un service de santé de la défense dans de bonnes conditions de fonctionnement, tant pour la période des opérations extérieures que celle de la défense du camp retranché, il importe de préparer à l'avance une chaîne continue partant de la ligne de feu, se prolongeant, d'échelon en échelon, jusqu'au corps de place; de régler l'importance et la mobilité de chaque chaînon suivant la zone qu'il aura à desservir.

§ 4. — *Mesures spéciales.*

Les épidémies étant plus meurtrières que les projectiles de l'assaillant, au point de vue de l'hygiène et, par suite, de la conservation des effectifs de guerre, deux questions présentent un intérêt primordial tant au commandement qu'au service de santé : celle de l'encombrement des formations sanitaires et celle des inhumations.

Encombrement. — Il est utile d'envisager dès le temps de paix la double hypothèse d'un investissement *partiel* ou *total*.

On devra par conséquent préparer sur le plan de mobilisation les moyens qui permettront de profiter de l'issue libre au début des opérations et tant que la place ne sera pas entièrement investie, pour évacuer au dehors la *totalité* des malades et blessés. *Il faudra aussi assurer le transport des malades et blessés* loin de l'enceinte de la ville et déterminer la direction à leur donner. Le transport des blessés graves, surtout immédiatement après les blessures, est bien moins redoutable que le danger de l'encombrement. L'hospitalisation des blessés graves au voisinage du champ de bataille a eu toujours les effets les plus funestes ; aussi en 1870, deux mois après l'ouverture de la campagne, on voyait déjà des milliers de blessés graves dans les hôpitaux de Leipzig, de Munich, etc.

On a constaté dans les dernières guerres, surtout en Amérique après les batailles de Lookout-Mountain et de Mission-Ridge, livrées les 23, 24 et 25 novembre 1863 dans le Tennessee (Etats-Unis), que la guérison des blessures était plus rapide sous tente, ensuite dans les pavillons de construction légère, et plus longue dans les bâtiments en briques (phelpt. méd. de la div. Vood).

Une tente ou une baraque sont pour les blessés un meilleur abri qu'une maison dont les parois leur renvoient les émanations putrides. On sait que les longues fatigues, le surmenage physique ou moral, la défense d'une place, ou une grande bataille, développent dans les muscles des blessés des alcaloïdes toxiques, propres, malgré l'emploi des antiseptiques, à faire naître ces terribles fléaux : le typhus, l'infection putride, etc., auxquels ne sont pas exposés les blessés isolés ; le mélange dans un local insuffisamment spacieux des diverses émanations qu'exhalent les blessés accroît d'autant plus le danger que l'encombrement est plus grand.

« Les malades, les blessés, les opérés, dit Léon Lefort, réunis dans une même salle, réagissent en quelque sorte les uns sur les autres. Cette mise en commun, cet apport individuel des miasmes morbides, suffisent pour créer un milieu délétère et faire éclore des complications qui ne se fussent pas montrées si le malade eût été soigné seul dans sa propre demeure ou s'il fût resté isolé. »

Avant donc d'y être forcé par les épidémies, qu'on n'aurait plus le loisir de juguler une fois écloses, il est préférable de prendre à temps les moyens utiles pour les prévenir et les éviter, en provoquant la construction sous baraquements, sur divers points de la ville, de groupes d'hôpitaux temporairement permanents, faciles à déplacer lorsque les circonstances de guerre ou nosologiques obligeront à prendre cette détermination.

Inhumations. — A priori, il semblerait qu'il sera toujours facile dans une grande place de guerre de trouver des terrains pour les inhumations et même que les cimetières seront suffisants pour tous les ensevelissements.

Il faut d'abord remarquer que l'on n'aura pas seulement à inhumer les militaires malades ou blessés décédés dans les hôpitaux temporaires ou permanents, mais encore tous ceux qui seront tués dans les combats livrés ou soutenus par la défense ; qu'il faudra aussi prévoir l'ensevelissement du nombre de décédés de la population civile, qui, dans une place assiégée, atteint généralement un chiffre très élevé et parfois considérable, comme en témoigne le siège de Paris en 1870-1871.

Si l'on ne compte que sur les cimetières pour inhumer tous les décédés de ces trois ordres de provenance, on aura bientôt accumulé dans ces cimetières, presque tous enclos dans l'enceinte de la place, un nombre fort considérable de corps humains, qui convertiront fatalement ces lieux en sources d'émanations putrides des plus dangereuses pour les troupes de la défense et pour les populations occupant les habitations environnantes.

On se souvient sans nul doute encore combien les terrains où furent livrées les batailles de 1870-1871 et qui servirent de lieux d'inhumation à tous les morts pendant ces sanglantes luttes furent bientôt signalés comme malsains. Pour éviter les effets délétères des miasmes putrides qui se dégageaient des tumuli et sauver les populations des terribles fléaux qui les menaçaient, il fallut réunir au plus tôt des commissions chargées d'étudier et d'appliquer immédiatement les moyens les plus efficaces et les plus prompts pour désinfecter les champs de bataille de Vissembourg, de Wœrth, de Spickeren, de Rezonville, de Sedan, etc.

Il fallut donc désinfecter l'air ambiant, le sol imprégné et frapper de mort la source des agents producteurs des gaz nuisibles. Les commissions s'arrêtèrent à un procédé qui avait donné déjà les meilleurs résultats, *la crémation*. Les fosses furent ouvertes, les cadavres recouverts de chlorure de chaux et inondés de goudron que l'on allumait avec du pétrole.

L'expérience acquise dans cette lamentable époque montre ce que l'on doit éviter et ce que l'on doit faire pour se prémunir contre le retour de ces redoutables dangers qui peuvent frapper les habitants et les défenseurs pendant la période si pénible d'un siège.

On ne doit espérer de pouvoir faire toutes les inhumations exclusivement dans les cimetières; ces lieux sont trop contigus à la place. On ne doit pas songer davantage à utiliser, comme compléments, les talus des forts ou des fortifications; ce seraient sans contredit les plus mauvais endroits dont on pourrait faire choix.

Il paraît préférable de réserver les cimetières à un nombre restreint d'inhumations de la population civile et militaire, de réunir les corps provenant des hôpitaux ou du champ de bataille dans des fosses creusées le plus possible en avant de l'enceinte et de les incinérer par le procédé employé en 1870-1871.

Il y va de l'intérêt de la garnison de défense, de la population civile et de la conservation de la place, dont la chute peut avoir les conséquences les plus graves pour le salut public.

Mais ces mesures ne pourront être prises que si la commission de défense en a préalablement décidé le mode d'application. Toutes les considérations doivent s'effacer devant l'intérêt général et les moyens de la défense nationale.

Abattoirs et troupeaux. — Les abattoirs sont sans contre-dit des sources puissantes d'émanations insalubres, dont le service de santé et le commandement ne peuvent se désintéresser en vue de la santé du soldat et de celle de la population, qui réagit sur celle du soldat.

Toutes les villes à camp retranché ont, en temps de paix, un service de l'abattoir parfaitement organisé, sous les attributions de la municipalité. Les animaux qui entrent à l'abattoir sont soumis à une inspection établie conformé-ment à la loi du 21 juillet 1881 ; le fonctionnement de l'a-battoir est lui-même soumis à un contrôle.

En temps de guerre, le service de l'abattoir est exécuté sous la direction du service administratif et de la munici-palité ; les dispositions sanitaires devront être prises par la commission de défense, conjointement avec le représen-tant de l'autorité municipale de la localité.

Les troupeaux de la défense devront être déplacés le plus souvent possible ; le sol sur lequel ils auront été parqués devra être désinfecté. Il y aura avantage, au point de vue de l'entretien et de l'état sanitaire, de faire le plus possible de conserves de viande, pour diminuer le nombre de têtes de bétail.

Les tueries particulières improvisées par les corps de troupe dans les cantonnements, aux abords des villages, auprès des fermes, deviennent promptement des foyers de putréfaction très préjudiciables aux soldats et aux habi-tants. Les médecins des corps de troupe devront exercer une grande surveillance sur ces tueries et en signaler les défectuosités au commandement et à leur chef hiérar-chique.

Les détritus doivent être enfouis et couverts de chaux, si c'est possible. Lorsque les eaux de lavage ne pourront être versées dans un égout, il faut laver le sol avec l'eau de chaux.

Les vacheries seront également l'objet d'une grande surveillance et reléguées vers un point de la périphérie. Autant que possible, le lait sera stérilisé par le procédé de la *pasteurisation* et, si l'on ne possède pas les appareils nécessaires, ce qui serait exceptionnel aujourd'hui, toutes les villes en étant pourvues, *on fera cuire le lait*. Il faut se rappeler que c'est l'aliment des enfants, des malades et des blessés ; une majorité, sinon la totalité, de la population féminine en fait exclusivement son premier repas.

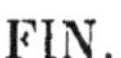

FIN.

TABLE DES MATIÈRES

CHAPITRE VI

ATTAQUE ET DÉFENSE D'UNE PLACE DE GUERRE

ARTICLE Iᵉʳ

DISPOSITIONS GÉNÉRALES

ARTICLE II

ATTAQUE DES PLACES DE GUERRE

ARTICLE III

DÉFENSE D'UNE PLACE DE GUERRE

306